DES

INOCULATIONS SYPHILITIQUES.

LETTRES

PAR LE DOCTEUR

A. VIDAL (DE CASSIS),

Chirurgien de l'hôpital du Midi.

Publiées par L'UNION MÉDICALE.

A PARIS,

CHEZ J.-B. BAILLIÈRE,

LIBRAIRE DE L'ACADÉMIE NATIONALE DE MÉDECINE

19, rue Hautefeuille.

1849

DES
INOCULATIONS SYPHILITIQUES.

LETTRES

PAR LE DOCTEUR

A. VIDAL (DE CASSIS),

Chirurgien de l'hôpital du Midi.

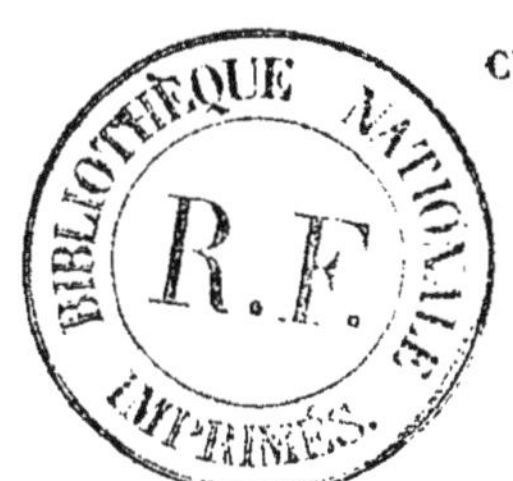

Publiées par **L'UNION MÉDICALE.**

A PARIS,

CHEZ J.-B. BAILLIÈRE,

LIBRAIRE DE L'ACADÉMIE NATIONALE DE MÉDECINE
19, rue Hautefeuille.

1849

TYPOGRAPHIE ET LITHOGRAPHIE FÉLIX MALTESTE ET Cᵉ,
Rue des Deux-Portes-St-Sauveur, 22.

Depuis plus de dix ans, je dirige un service de véné-
riens, soit à Lourcine, soit à l'hôpital du Midi, en rem-
placement de Cullerier neveu. J'ai par conséquent été
interrogé, plus d'une fois, par des élèves, par des praticiens, par des malades mêmes, sur l'inoculation syphilitique que ma position me mettait à même d'expérimenter, de juger.

Jusqu'à présent, j'ai renvoyé mes confrères à un
Traité que je prépare; car, en syphiliographie, les
questions se lient si intimement, qu'il est presque
impossible de toucher à l'une d'elles sans toucher à
toutes. Il faut donc un livre pour répondre d'une manière satisfaisante à une question de syphilis ! Et encore
ce n'est pas toujours avec succès. Pendant ma réserve
et mes préparatifs, M. Diday publie deux articles dans
la *Gazette médicale*, sur *un procédé de vaccination préservatrice de la syphilis eonstitutionnelle.* Ces articles ont d'abord
produit dans le corps médical un grand étonnement.
C'est tout ce que je puis dire, aujourd'hui, sur les effets
de cette publication. Mais, ayant promis à l'Union
Médicale des *Lettres* sur les questions les plus ac-
tuelles, j'ai de nouveau été provoqué, et, cette fois,
j'ai dû céder. J'ai écrit, dans ce journal, mon opinion sur les *inoculations syphilitiques*, non seulement
au point de vue de la prophylaxie, mais au point de

vue du diagnostic, ces deux applications de la méthode expérimentale étant ici inséparables. Comme on le pense bien, j'ai dû me plier aux exigences matérielles d'une feuille qui abonde en rédaction, et qui a pour but de traiter toutes los questions de science, d'institutions médicales. Je n'ai pas dû lui faire subir un volume. Je me snis donc borné à quelques colonnes, bien insuffisantes, je l'avoue, pour traiter le grave sujet des inoculations. Il a fallu aussi adopter la forme épistolaire pour que mes nouveaux articles fissent suite à la série d'épîtres que j'avais déjà publiées dans le même journal. Ce sont donc ces *Lettres sur les inoculations syphilitiqucs* que je reproduis ici avec tous leurs défauts et l'abandon qu'on peut se permettre dans une correspondance avec un élève. S'il est vrai que plus d'un maître a daigné lire mes lettres avec intérêt, je redoute moins de les publier de nouveau. Quoi qu'il en soit, je les crois imparfaites, puisque j'ai le projet de les corriger, de les compléter plus tard. Cependant, elles peuvent déjà éclairer les lecteurs impartiaux sur les *difficultés*, les *incertitudes*, l'*insuffisance* des inoculations applquées au diagnostic et à la prophylaxie des affections syphilitiques. Quand les bons esprits auront pu se convaincre qu'une expérimentation sur notre semblable est *incertaine, difficile, insuffisante*, il ne sera pas nécessaire de prouver qu'elle est *dangereuse* pour la faire négliger.

LETTRE PREMIÈRE.

Il y a dans l'histoire des maladies vénériennes des questions obscures, personne n'en doute. Elles resteront ainsi tant qu'on ne les abordera que par leur petit côté, tant qu'on ne voudra les examiner qu'au point de vue d'un seul intérêt. Je ne sais si vous auriez la possibilité d'arriver seulement à connaître le chiffre des écrits sur la syphilis. Mais prenez Astruc; déroulez sa liste bibliographique, ajoutez-y les productions qui ont vu le jour, après le livre de ce savant syphiliographe : cette liste, qui commence seulement à 1475, vous paraîtra de la longueur de huit siècles au moins, tellement les ouvrages dont elle porte les titres sont nombreux. Arrêtez-vous au nom le plus respectable, choisissez le titre le plus général, vous découvrirez, presque constamment, au-dessous, une préoccupation anti-philosophique, vous verrez poindre un intérêt quelconque : ce sera l'intérêt d'une hypothèse, d'une pratique, ou mieux, d'une routine ; ce sera l'intérêt d'une herbe, celui d'une *racine du bois nouvellement inventé,* celui de l'ammoniaque, de l'oxigène; ce sera l'intérêt du mercure, l'intérêt de l'or (il est bien entendu que je ne parle que de l'or qu'on administre, car j'omets à dessein les intérêts non avouables). Cherchez, au contraire, sous ces noms, sous ces titres, un livre inspiré par un intérêt scientifique général reliant les faits spéciaux de la syphilis à un dogme pathologique qui puisse vous enseigner une pratique rationnelle, salutaire ; eh bien! ce livre vous ne le trouverez pas; je le dis avec regret, mais je le dis parce que c'est un avis aux lecteurs et surtout aux auteurs. Faut-il, pour cela, livrer au feu toute cette interminable et fastidieuse liste ? Nullement ; j'en serais, le premier très désolé, et ces lettres prouveront, probablement, tout ce que je perdrais moi-même à cet inepte auto da-fé, surtout s'il ne s'arrêtait pas devant certaines productions modernes. Le livre de Hunter est de ce nombre. Entre autres progrès, il ouvre à la syphiliographie une voie de certitude, l'expérimentation. Hunter a trouvé dans sa patrie, dans la nôtre, des élèves ardens, des imitateurs zélés, des continuateurs infatigables. Je vais, dans ces lettres, examiner les résultats de leurs efforts.

L'expérimentation a résolu définitivement la question de l'existence d'un virus syphilitique ; elle a cherché et elle cherche à jeter un plein jour sur le diagnostic. Cette tâche est difficile, ardue! En effet, il est souvent difficile de distinguer les affections non vénériennes de celles qui sont réellement vénériennes. Parmi celles-ci, il en est qui sont avec virus, avec élément tout à fait spécifique, tandis que d'autres sont indépendantes de ce virus; celles-ci, comme le disent les classiques modernes, sont vénériennes, les autres sont de plus syphilitiques. Ces dernières ont plusieurs stades, différentes manifestations qu'il est important de différencier, et qu'on peut cependant confondre. Ainsi, l'accident qu'on appelle primitif peut être confondu avec le consécutif, et ce dernier peut non seulement simuler le primitif, mais une maladie tout à fait indépendante de la vérole.

L'expérimentation a l'excellente intention de dissiper tous ces doutes, toutes ces obscurités, de lever toutes ces difficultés. Après avoir fonctionné en faveur du diagnostic, l'expérimentation vient de se mettre à l'œuvre dans un but prophylactique. L'école de Hunter s'est donc proposé de connaître complètement les maladies syphilitiques, ce qui est déjà très beau ; elle s'est occupée ensuite de les prévenir, ce qui est encore plus beau et surtout plus utile, plus *social* (le mot n'est pas de Hunter).

L'inoculation expérimentale, voilà la pierre de touche, le moyen. On a inoculé le virus syphilitique pour éclairer le diagnostic et le sang pour la prophylaxie. Les inoculations ont été faites sur des animaux et sur des hommes. Sur les hommes, on a inoculé le plus souvent le malade même qui fournit la matière inoculable. Quelquefois on a inoculé l'homme non malade. On s'est donc exposé à donner une seconde maladie à celui qui en avait déjà une, et on a pu rendre malade celui qui ne l'était pas. On voit déjà la morale se dresser devant l'expérimentation, et lui demander sévèrement si elle est là pour un devoir, et si ce devoir trouve une inspiration réelle dans un sentiment d'humanité. J'avoue ma profonde ignorance dans la casuistique, et j'aurais très peu de goût pour enseigner cette science si je la connaissais ; j'éviterai donc le plus possible toutes les questions qui s'y rattachent. Mais si je me sens incapable de professer une morale quelconque, j'en pratique réellement une : on verra bien laquelle. D'ailleurs, les inoculateurs qui en sentiront le besoin pourront toujours s'abriter sous un nom irréprochable, au point de vue de la conscience et des lumières. Hunter a été inoculateur. Pour mon compte, j'en suis bien aise. Non pas que je veuille l'imiter. Mais les traits, si j'allais en lancer, iraient à lui, c'est-à-dire à la tête des inoculateurs; ils ne blesseraient ainsi personne. Ma critique n'en demande pas davantage. D'ailleurs, je ne traiterai qu'à mon corps défendant des dangers de l'inoculation pour le malade et de ses inconvéniens pour la profession. J'ai plus particulièrement en vue de montrer les difficultés de l'expérimentation appliquée au diagnostic des maladies vénériennes, le peu qu'elle a produit dans cette voie, et je pense qu'il ne me sera pas difficile de montrer son impuissance, jusqu'à ce jour, à l'égard de la prophylaxie.

Si, par anticipation, on veut avoir une idée des difficultés de cette expérimentation, il faut la suivre quand il s'agit de distinguer la blennorrhagie spécifique de celle qui ne l'est pas, le bubon virulent des autres adénites, et cela malgré les leçons si bien faites, si souvent répétées de M. Ricord, mon collègue à l'hôpital du Midi.

Je le répète, les dangers que je veux surtout signaler, ne sont pas ceux dont on a fait tant de bruit; ils sont d'un autre ordre. Rien, selon moi, de plus nuisible aux véritables progrès, à l'enseignement, à la pratique, que de revêtir des formes de la certitude et surtout d'appeler certitude des procédés d'exploration qui peuvent conduire à la certitude, mais qui sont loin de l'atteindre toujours, surtout s'ils sont employés isolément, sans l'observation, par exemple. On prépare ainsi des déceptions aux élèves, des regrets au jeune praticien.

Si la nature vivante avait l'uniformité de la nature morte, les déductions des expériences tentées sur elle seraient aussi sûres que les expériences tout à fait physiques. Mais il n'en est pas ainsi; la participation des forces de la vie, la complexité de l'état pathologique enlèvent à la nature vivante cette uniformité si nécessaire au succès de l'expérimentation. L'inoculation expérimentale, on a beau faire, beau dire, ne sera jamais l'inoculation physiologique. On verra de quelle importance il est de distinguer ces deux modes de contagion, quand il s'agira d'établir la transmissibilité des accidens consécutifs, laquelle, comme on le sait, a été niée par Hunter. Ainsi, que l'expérimentation soit un peu plus modeste dans ses formules, dans les épithètes qu'elle se donne ; il faut s'abstenir de répéter si souvent dans nos livres, dans nos leçons, *les lois immuables de l'expérimentation*, quand il s'agit d'inoculation syphilitique. D'ailleurs, si vous ne le savez pas, il vous convient de l'apprendre : il n'y a de *lois immuables* que celles qui ne sont pas faites ; or, les lois de l'expérimentation ont été faites par vous, voilà pourquoi elles ne sont ni immuables, ni infaillibles. Caron et Bru ont invoqué aussi les lois immuables de l'expérimentation pour nier l'existence du virus syphilitique, c'est-à-dire pour nier l'évidence !

De cela faut-il conclure que je suis contre l'expérimentation ? Nullement. Je suis pour qu'on prenne l'expérimentation, surtout l'expérimentation sur l'homme, sur les animaux, pour ce qu'elle vaut, et que pour l'homme, on pèse bien ses avantages avec ses inconvéniens et ses dangers. Mais la balance ne pourra être tenue que par le médecin lui-même ; lui, mieux que tout autre, connaît et sait apprécier les rapports de l'humanité et de la science, les sacrifices qu'elles doivent mutuellement s'imposer. Ici, je me trouve, bien à regret, en opposition avec un fin critique qui veut qu'on consulte les *tuteurs* des malades des hôpitaux avant de se livrer sur eux à certaines expériences. Je ne reconnais pour tuteur du malade que le médecin. Mais, par cela même que je veux celui-ci complètement irresponsable devant quelque autorité que ce soit, j'exige que sa conscience soit d'une sévérité extrême, et qu'il la consulte longtemps avant d'expérimenter sur l'homme. Cette sévérité seule pourra éloigner les effets du mauvais vouloir des hommes qui ont continuellement un œil jaloux fixé sur notre belle profession pour la trouver en défaut. On devrait aussi être d'une grande prudence dans le narré des expériences, dans l'exposé de certaines circonstances. Ainsi, j'ai lu dernièrement, avec une profonde tristesse, ces mots écrits par un inoculateur qui a été médecin d'hôpital : « Mais comme je voulais, pour le moment, *non pas guérir ce sujet, mais au contraire le* MAINTENIR *malade*, afin d'avoir chez lui, lors de l'inoculation, l'affection tertiaire dans *toute son intensité!!!* » Eh bien! donnez cette phrase à certains philanthropes ennemis des médecins et surtout des médecins des hôpitaux, et vous verrez si vous n'aurez pas bientôt non seulement des tuteurs pour les malades, mais encore pour les médecins.

Je termine cette lettre, mon cher ami, sans l'avoir réellement commencée, c'est-à-dire sans être entré dans mon sujet. Il en est qui vous diront que ce préambule était inutile. Mais en écrivant à un élève de province, je n'ai pas la prétention de m'adresser aux grands esprits qui ont toujours eu d'excellentes raisons pour dédaigner les notions philosophiques. D'ailleurs, si vous avez lu ce qui a été écrit sur l'inoculation et surtout tout récemment, vous comprendrez les difficultés qui vont se jeter sous ma plume et la nécessité d'une exorde par insinuation.

LETTRE DEUXIÈME.

Ma première lettre a dû vous montrer le point de vue que j'ai choisi pour juger l'expérimentation appliquée à l'étude des maladies syphilitiques. Selon moi, ce procédé s'est donné une valeur et des titres qu'il ne justifie pas. Au lieu de l'immutabilité des lois de l'expérimentation appliquée à la connaissance de la syphilis, au lieu de la certitude sortant de ces lois, j'ai vu des difficultés, des incertitudes, et même de brillantes hypothèses. J'ai aperçu des dangers aussi. Il est bien convenu que ne voulant, en aucune manière, passionner des lettres qui s'adressent à un âge trop facilement inflammable, je ne parlerai pas des dangers. Il ne sera question que des difficultés, des incertitudes et des hypothèses. C'est déjà une tâche assez rude. Aussi ne toucherai-je, dans cette lettre, qu'à trois points de l'histoire du diagnostic de la syphilis, car s'il fallait suivre l'inoculation partout où elle a voulu porter la lumière, il faudrait écrire un volume. Ce serait trop pour vous et pas assez pour moi.

Puisque Wallace a pu inoculer de l'individu malade à l'individu sain l'accident dit secondaire, la pustule, il faut nécessairement admettre le fait comme établi, et en faire profiter le diagnostic. Mais on devra convenir, immédiatement après, que

cette inoculation doit rarement réussir, les nombreuses expériences de la plupart des inoculateurs le prouvent. D'ailleurs,
il est des ulcérations tertiaires qu'on n'a pas encore inoculées
avec succès; et cependant ce serait surtout pour ces solu-
tions de continuité que l'inoculation pourrait rendre de
très grands services à la pratique. Il est, en effet, un certain nombre d'ulcérations dont les caractères sont douteux,
peu tranchés, dont les antécédens sont lointains, obscurs, peu
sincères. L'idée de la syphilis se présente, on soupçonne une
ulcération consécutive; l'inoculation devrait transformer ce
soupçon en certitude. Eh bien! c'est précisément alors qu'elle
se tait toujours. Un autre vous proposerait ici la fameuse
pierre de touche qui est bien la plus fameuse et la plus vieille
erreur que je connaisse, erreur que Boyer et d'autres classiques tout aussi respectables ont propagée avec la même conviction qu'ils mettent à propager ce qu'ils disent avoir observé
cent fois. Cette *pierre de touche* n'est autre que l'onguent mercuriel en topique, lequel n'a jamais pu imprimer à aucune ulcération une modification assez rapide, assez spéciale, pour
déceler la nature de la solution de continuité sur laquelle il a
été appliqué. Les ulcérations diathésiques, celles qui tiennent
réellement à une disposition générale de l'économie, ne sont
modifiées que par des agens qui agissent profondément sur
l'organisme, c'est-à-dire qu'il faut presque les guérir pour les
connaître. La thérapeutique doit donc se livrer à des tâtonne-
mens, dont les dangers, les longueurs pourraient être évités
par un bon diagnostic, par l'expérimentation. Or, je le répète, l'inoculation est alors impuissante.

Un service que la pratique a aussi demandé vainement à l'inoculation, c'est de dévoiler la nature des écoulemens qu'on a ap-

elés blennorrhagie, blennorrhée, suintement urétral , goutte
ilitaire , etc. Mon écoulement est-il syphilitique ou non?
ois-je craindre les accidens de la vérole ou non ? Voilà des
uestions qui nous sont journellement posées par les malades,
rtout par ceux qui sont dans les liens de l'hymen ou qui vont
s contracter. Si on admet que les écoulemens urétraux sont
us ou à une phlegmasie catarrhale ou à un chancre, le jeune
raticien nous prie de le mettre à même de saisir les indices
ui décèlent ce chancre, surtout s'il occupe une partie pro-
nde de l'urètre, s'il est *larvé*. Si le chancre peut encore
'omper bien des praticiens, quand il est visible, que sera-ce
uand il se sera caché dans la profondeur d'un canal. Le début, la
arche, la couleur, l'abondance de l'écoulement, la douleur uré-
rale, tous les autres caractères de la blennorrhagie ont été
onsidérés comme très incertains par les inoculateurs. On les
mis alors en demeure de fournir la certitude. Eh bien! en-
ore ici, l'inoculation est restée le plus souvent impuissante.
n effet, un élève interne distingué, M. Bigot, a tenté, sous
es yeux de M. Puche, médecin de l'hôpital du Midi, soixante-
uit inoculations avec du muco-pus urétral, et ces soixante-
uit inoculations ont été sans aucune espèce de résultat! Re-
arquez que ces expériences ont eu pour théâtre l'hôpital du
idi, là où on inocule le plus et où on sait le mieux inoculer.
royez-vous que sur ces soixante-huit blennorrhagies, aucune
'était avec virus, aucune ne portait le germe d'une vérole ?
our cela, consultez les praticiens les plus répandus, rappe-
lez-vous une certaine discussion académique à laquelle pri-
rent part MM. Moreau, Dubois, Cloquet, Velpeau, qui procla-
mèrent tous la fréquence des blennorrhagies comme point de
départ, comme accident primitif des véroles confirmées.

Certes, voilà des autorités. Mais je sais bien qui va me répondre ceci : ces autorités n'ont pas toujours su se méfier du
malade qui a dit avoir eu une chaudepisse ; avant la blennhor-
rhagie, après elle et même avec elle, ont existé certains
chancres qui ne sont pas complètement invisibles, mais qui
sont souvent peu visibles à l'œil nu des académiciens. Si
l'honorable collègue qui est le mieux en position de m'adresser cette objection tenait ma plume, vous verriez avec quel
tour, quelle verve, il déclinerait la compétence des dites autorités. Je l'applaudirais, si ces autorités académiques ne con-
cordaient pas avec tant de faits qui se rattachent aux accidens
les plus communs de la vérole, par exemple aux syphilides.

M. Cazenave, qui n'est pas une autorité académique, mais
qui a l'avantage d'être une autorité tout à fait spéciale, dit en
propres termes : « Ainsi, loin que la blennorrhagie ne donne
jamais lieu à des symptômes secondaires, elle semblerait,
au contraire, les déterminer plus fréquemment que le chancre (1). »

On sait quelle est la position de M. Cazenave, le vaste théâtre sur lequel il observe, son goût pour la statistique, pour
tous les moyens enfin, qui, selon mes adversaires, conduisent
à la certitude. Eh bien ! M. Cazenave est parvenu à établir
que le symptôme dont la virulence est rarement attestée par
devant l'expérimentation, serait tout juste le symptôme le
plus virulent, le plus infectant par devant l'observation !

Je viens de dire que la virulence de la blennorrhagie est *rarement* dévoilée par l'expérimentation. Ceci prouve que les
inoculateurs n'ont pas toujours échoué, qu'ils ont réussi

---

(1) *Traité des syphilides*, page 516.

quelquefois à produire, avec le muco-pus urétral, la pustule appelée caractéristique, celle sous laquelle se trouverait nécessairement un chancre. Mais le nombre de pustules est encore trop restreint pour le chiffre de ces chancres urétraux qu'on suppose et dont on a besoin pour soutenir avec succès de très brillantes théories. M. Ricord qui, en France, s'est placé si résolument à la tête des inoculateurs, et qui a proclamé avec le plus de force l'immutabilité des lois de l'expérimentation, mon collègue a bientôt vu, qu'ici, elle faisait souvent défaut, et qu'elle ne décelait pas tous les chancres larvés, c'est-à-dire la cause de toutes les blennorrhagies virulentes. Mais ce syphiliographe a su trouver dans son esprit non pas de quoi corriger les torts de l'expérimentation, mais de quoi expliquer sa fréquente impuissance.

Voici cette explication : le chancre larvé est nécessairement à une certaine profondeur de l'urètre, il est plus ou moins voisin de la vessie. S'il constituait, à lui seul, la maladie de l'urètre, le pus qui sortirait de ce canal serait un pus virulent, il produirait toujours, par l'inoculation, la pustule caractéristique ; le chancre invisible serait impitoyablement dénoncé par la pustule visible. Mais, devant le chancre, entre lui et le méat, est une portion d'urètre, qui, au lieu d'être affectée spécifiquement, est enflammée comme peuvent l'être toutes les muqueuses, celle du nez, des yeux, etc. Le virus, ici, n'a été qu'irritant, et c'est le muco-pus produit par cette portion antérieure de l'urètre que vous inoculez. Or, ce muco-pus est aussi incapable de produire une pustule spécifique que le muco-pus qui résulterait d'une inflammation dont la cause serait l'ammoniaque ou un acide plus ou moins cencentré. Vous devez vous rappeler, mon cher élève, que, dans ma

première lettre, j'ai signalé la complexité des actes patholo
ques comme venant enlever à l'expérimentation la certitu
qu'on demandait à ses résultats. Voilà une preuve de ce c
j'avançais ; elle est puisée dans l'histoire de l'accident vé₁
rien le plus fréquent, la blennorrhagie.—J'ai donné quelq₁
développemens à cette partie de mon épître, parce que .
voulu vous éviter une infinité de mécomptes. car la quest
ici agitée vous sera souvent posée durant votre pratique ; ₍
vous sera posée par le citoyen, par la famille, par la justice
faudra donc que vous sachiez que quand l'expérimentat
vous dira : non, il n'y pas syphilis, il faut que vous sachiez ₍
cette réponse équivaut à un doute. Or, vous conviendrez ₍
ce n'est pas la peine de s'appeler expérimentation, d'avan
qu'on porte en soi la certitude, pour n'enfanter que le dou

Vous allez dire peut-être que l'inflammation non spécifi₍
envahissant la partie de l'urètre qui est antérieure au chanc
et produisant un pus non spécifique , lequel reste tel, mal
son contact avec un chancre sécrétant sans cesse le virus d
l'affinité avec toute sécrétion purulente est si réelle; vous a
dire que cette inflammation a été inventée, que c'est là une
génieuse hypothèse, un produit de l'esprit de M. Ricord,
quel il croira, un jour, plus, peut-être, qu'aux produits de l'
périmentation. C'est là un peu mon avis. Mais il faut avo
que l'hypothèse est bien trouvée, car elle est basée sur
grand fait que je vous ai déjà signalé plusieurs fois, le fait
la complexité de l'état pathologique. Vous verrez la même
de l'esprit briller davantage encore quand il s'agira de l'in₍
lation des bubons.

Distinguez l'inoculation expérimentale de l'inoculation p
siologique, car vous voyez ici un accident éminemment inc

lable par le coït se transmettre rarement, très rarement par la lancette. Ne perdez pas de vue aussi que la blennorrhagie, qui crée si peu de chancres expérimentalement, infecte le sang comme le chancre, c'est-à-dire qu'elle est le point de départ de fréquentes véroles.

Cependant, je n'oserais pas aller aussi loin que M. Cazenave qui, selon moi, met trop de syphilides sur le compte de la blennorrhagie. La blennorrhagie, selon moi encore, est une affection beaucoup plus contagieuse qu'infectante.

Quelques mots sur l'inoculation du bubon. Ici vous allez voir se reproduire les mêmes difficultés, les mêmes incertitudes, et le besoin que l'expérimentation a éprouvé de l'appui de l'hypothèse. Chose singulière, l'expérimentation, l'ennemie née de l'hypothèse, qui veut la détruire, la supplanter partout, l'appelle ici à son secours! Soyez certain, mon cher élève, qu'il en sera toujours ainsi de l'expérimentation appliquée à la connaissance des actes physiologiques et pathologiques : elle se vantera d'abord beaucoup, puis elle cachera son impuissance sous un mot et disparaîtra enfin sous quelque chose que l'esprit mettra à sa place.

Il peut être intéressant, utile de savoir si une tumeur ganglionnaire de l'aine est ou non syphilitique. Selon quelques expérimentateurs, l'observation clinique ne peut résoudre le problème, tandis que l'inoculation en donne la solution. C'est surtout la question des bubons d'emblée, celle de savoir si des tumeurs ganglionnaires réellement syphilitiques peuvent se développer, sans chancre préalable, sur un point du tégument, c'est pour résoudre cette question qu'on a tenté d'inoculer le pus de ces tumeurs. Eh bien ! ici encore le nombre des inoculations qui ont échoué, dépasse de beaucoup le

2

chiffre réel des bubons virulens. MM. Cullerier, Ratier, Gibert et bien d'autres praticiens, ont inoculé le pus des bubons succédant à des ulcérations primitives à de vrais chancres, et cela sans succès aucun. M. Ricord répond alors que le bubon peut être complexe. Le virus porté des parties génitales ulcérées à un ganglion de l'aine, produit quelquefois deux effets : il peut d'abord enflammer le ganglion et le tissu cellulaire qui l'entoure ; il peut aussi ulcérer ce ganglion, produire enfin un chancre ganglionnaire. Ce tissu cellulaire péri-ganglionnaire enflammé est le premier à suppurer ; mais ce n'est là alors qu'un phlegmon ordinaire dont le pus sera parfaitement innocent. C'est dans ce foyer phlegmoneux qu'on aurait puisé quand on a inoculé sans succès. Mais si on va plus profondément, si on arrive dans le sein même du ganglion contaminé et en suppuration, là on puise une humeur aussi inoculable que le produit du chancre le plus en progrès, le plus virulent possible.

Ici l'hypothèse se rapproche plus de la réalité que quand elle veut rendre compte de l'insuccès des inoculations du pus d'une blennorrhagie avec chancre. L'esprit peut, en effet, admettre que l'inflammation du tissu cellulaire environnant le virus, passe à l'état d'abcès avant l'inflammation du ganglion lui-même, surtout avant l'ulcération de cet organe. Il y alors un véritable isolement entre le pus péri-ganglionnaire et le virus qui peut être contenu dans le ganglion. Cet isolement, on ne le trouve pas dans l'urètre, dans les cas supposés de chancre et de blennorrhagie simultanés dont il a déjà été question.

Mais le pus des inoculations qui ont échoué n'a pas toujours été puisé dans le tissu cellulaire qui entoure le ganglion ; on l'a pris aussi, après l'abcès du ganglion lui-même, après l'ulcération de cet organe, après l'établissement du chancre ganglionaire. On vous répondra alors que le ganglion en suppuration n'est pas toujours totalement chancreux ; il peut exister un point de cet organe dont la suppuration n'a rien de spécifique ; c'est sur ce point qu'a été portée la lancette de l'expérimentateur qui n'a pas réussi, ou bien elle a été plongée sur un point du ganglion réellement chancreux qui paraît même encore ainsi, et qui cependant se trouve déjà en réparation. C'est-à-dire qu'au lieu de puiser dans un chancre, dans une ulcération à pus virulent, on a puisé dans une plaie dont le pus n'est nullement spécifique. Ainsi on échoue quand on arrive trop tôt, car le chancre n'existe pas encore, mais on échoue aussi quand on arrive trop tard, car le chancre est en réparation. Vous voyez bien les difficultés. Ces difficultés ou d'autres causes font que la plus grande partie des bubons virulens ne peuvent être inoculés. Donc l'expérimentation, ici, comme dans ses applications à la connaissance de la blennorrhagie, fournit une foule de résultats négatifs sans valeur. Or, quand on ne peut compter que sur les résultats positifs d'une expérimentation, on ne peut compter que sur la moitié de la vérité, c'est-à-dire sur rien, car la vérité ne peut être coupée en deux.

Je le redis encore, au moment de terminer cette lettre, je n'ai en vue, mon cher élève, que de vous montrer les difficultés, les incertitudes de l'expérimentation appliquée à la connaissance de la syphilis. J'ai éloigné tout ce qui a trait aux dangers de cette méthode pour ne rien mettre ici de ce qui n'est ni dans mon esprit, ni dans mon cœur, c'est-à-dire de ce qui peut irriter. Mais, me direz-vous, si vous alliez me persuader, je me verrais obligé de calmer un peu mon enthousiasme pour les travaux qui ont dû leur célébrité à l'inoculation. Je crois qu'avec moins d'enthousiasme on juge mieux les bons travaux. D'abord, Hunter et ceux qui lui ont succédé ne devraient-ils à l'inoculation que les brillantes hypothèses qu'elle a fait naître, qu'ils devraient beaucoup de reconnaissance à l'inoculation. Dans mon opinion, mais dans mon opinion toute personnelle, il n'est pas sorti une certitude de l'expérimentation appliquée à l'étude de la syphilis, mais des vues de l'esprit qui ont jeté un véritable intérêt sur cette étude qui s'est ainsi répandue. Je trouve, par exemple, que la découverte du *chancre larvé*, que la transformation du chancre *in situ* suffiraient seules à la célébrité d'un syphiliographe, si elle ne lui était déjà acquise par beaucoup d'autres titres.

Mais il y a plus, et ici je reconnais que j'ai exagéré en disant qu'il n'est sorti aucune certitude de l'expérimentation syphilitique. Il est sorti, tout bien pesé, la certitude de l'existence du virus syphilitique, et, pour établir cette certitude, le livre de M. Ricord a fait ce que celui de Hunter n'avait pu faire. Or, comme l'existence du virus syphilitique est aussi évidente que le jour, M. Ricord aurait donc écrit un livre, un beau livre même, pour prouver l'évidence, pour prouver expérimentalement que deux et deux font quatre! Déjà des commentaires malveillans sortent de plus d'une bouche confraternelle, et les plus injustes ne s'adressent pas à M. Ricord. Je dois donc dire, pour me justifier, que, quelquefois, il n'y a rien de plus difficile et de plus méritoire que de démontrer l'évidence. Aux époques calmes de l'histoire de l'humanité, on ne démontre pas l'évidence, elle éclate, on la voit à la lumière de l'esprit. Mais il arrive certaines époques, ordinairement révolutionnaires, où cette lumière s'obscurcit. Les vérités les plus palpables, ce qui était un axiôme, tout est mis en doute et même nié. Alors on voit des esprits d'élite s'abaisser à une tâche pénible et fastidieuse; ils expérimentent ce qui a été expérimenté, ils démontrent ce qui était universellement reconnu. On se rappelle la bourrasque de ce qu'on a appellé l'école physiologique; elle avait soufflé sur toutes les vérités médicales; elle ne voulait plus du virus syphilitique, et pour cela, elle crut qu'il n'y avait qu'à le nier. La thèse a été soutenue par des hommes d'un talent incontestable, puisque Jourdan était du nombre. Eh bien! il fallait effacer une grande erreur et de véritables talens, il fallait *réagir*. M. Ricord l'a fait avec un plein succès. Je le répète, mon collègue a écrit, en réalité, un livre qui prouve tout simplement que deux et deux font quatre; mais j'ajoute que c'était pour détruire au moins dix volumes écrits avec talent, et ayant la prétention singulière de prouver le contraire.

LETTRE TROISIÈME.

J'arrive à l'inoculation syphilitique comme prophylaxie. C'est M. Diday qui a proposé cette espèce de vaccination. Vous connaissez, sans doute, ce chirurgien ; c'est le même, je crois, qui inventa les amputations sous-cutanées. Mais plus prudent alors, il glissa son invention dans un pli cacheté, qu'il déposa dans les cartons discrets d'une Académie. Le cachet, déjà ancien n'a pas encore été brisé ; on croit même qu'il ne le sera jamais. Cette conduite a généralement été approuvée par les bons esprits. Quand vous connaîtrez la nouvelle découverte de M. Diday, vous jugerez si, dans l'intérêt de l'auteur, il n'eût pas été préférable de recourir encore à quelque oubliette académique.

Quoi qu'il en soit, M. Diday a désiré le grand jour de la presse (1) pour sa nouvelle découverte ; il désire qu'on en parle beaucoup ; vous désirez aussi la connaître. Je vais donc combler vos souhaits.

Selon M. Diday, on aurait prouvé que la vérole constitutionnelle n'attaque l'homme qu'une fois. C'est là encore une

---

(1) Voyez *Gazette médicale* du 29 Septembre 1849 et 6 Octobre même année, et les journaux quotidiens de cette époque.

loi contre laquelle, selon ce chirurgien, « aucun observateur n'a publié de statistique. » Mais, que je sache, aucun observateur aussi n'a publié de véritable statistique qui pût confirmer cette même *loi*. Pour établir une statistique, il faut des faits et des faits nombreux ; or, les observations de vérole assez complète pour attester la diathèse syphilitique, sont très difficiles à recueillir, très difficiles à constater dans toute leur authenticité. Ce qui est encore plus difficile, c'est de pouvoir recueillir un assez grand nombre d'observations pour former une statistique dont la résultante puisse être érigée en loi pathologique ayant un caractère réellement sérieux. Les difficultés, on pourrait dire les impossibilités d'un pareil travail viennent de la durée de la vérole, des modifications et même de la suppression de certaines de ses manifestations par la thérapeutique, enfin des récidives.

Suivez-moi dans l'exposition de ces trois preuves, et permettez-moi d'être un peu classique, ici seulement.

La fièvre typhoïde, la variole, la rougeole et les autres maladies auxquelles on vient de comparer la syphilis, sont aiguës ; elles ne sévissent sur l'économie que pendant un temps très court. Reste donc toujours une grande partie de l'existence humaine encore ouverte aux répétitions que l'on peut alors compter, apprécier. Il faut, au contraire, à la syphilis, pour devenir diathésique, un temps presque toujours considérable. Les trois stades marquées par les accidens qu'on appelle *primitif, secondaire, tertiaire* (1), ces trois périodes ont une durée inégale, mais longue, en général. Chaque accident est séparé par un

---

(1) J'admets provisoirement cette terminologie, parce que les écrits que je juge l'ont employée. Bientôt, dans ces Lettres, et plus tard ailleurs, je l'apprécierai.

temps de répit dont la durée varie encore pour chaque relais, mais dont la somme s'élève à un gros chiffre. Comptez ce qu'il faut de jours, quelquefois de mois, pour la réparation d'un chancre ; notez les mois qui le séparent des syphilides, la durée de ces affections tégumentaires ; n'oubliez pas les lésions des parties qui sont sous les tégumens, engorgemens ganglionnaires, tumeurs du tissu cellulaire, nodus, affections parenchymenteuses comme celles du testicule. Additionnez le temps voulu pour que le tissu fibreux, le tissu osseux soient envahis, pour que la tumeur gommeuse, l'exostose, se montrent avec tous leurs caractères, pour que le malade enfin soit, comme on le dit, un *tertiaire*, mais un tertiaire incontesté. Faites cette addition du temps exigé, pour que ces différentes affections, la plupart chroniques, s'établissent, et vous verrez à quel chiffre il vous sera possible d'arriver.

J'ai supposé, bien entendu, la marche chronique, mais la marche chronique qui n'a rencontré nulle part aucun modificateur thérapeutique. Or, c'est tout simplement presque impossible. La thérapeutique, en effet, intervient presque toujours. Le malade reçoit de la main d'un praticien, ou de la main d'un charlatan, une préparation mercurielle quelconque. Or, vous savez qu'on a admis que ces préparations ont pour effet d'entraver, de retarder la manifestation de l'accident secondaire, de le supprimer même. On devra donc représenter le chiffre du temps qu'une thérapeutique plus ou moins incomplète fait perdre au vénérien que vous voulez complet.

Ce n'est pas tout. Sous la colonne du temps nécessaire à l'établissement de la diathèse syphilitique, vous devrez faire figurer le chiffre qui représente le temps voulu pour que cette diathèse soit effacée, le temps exigé pour la guérison. Or, en

multipliant, par deux, le chiffre qui représente le temps nécessaire à l'établissement de la maladie, vous obtiendrez à peine
celui qu'exige une entière guérison.

Maintenant additionnez le tout, et vous verrez sortir du
total un chiffre qui représentera un âge assez caduc pour
mettre le sujet dans l'impossibilité de gagner un nouveau
chancre. Vous savez, d'ailleurs, qu'il est des praticiens très en
renom qui prétendent que la vérole confirmée est incurable.
L'individu tertiaire resterait donc toujours tertiaire. Si donc
mon calcul est exact, si cette opinion est juste, en disant qu'on
n'a qu'une fois, dans sa vie, une maladie qui dure toute la vie,
on proclame une de ces vérités trop vraies, qu'il ne faut pas
trop répéter, dans la crainte d'être baptisé d'un nom un peu
trop naïf. On va me répondre, à coup sûr, que le vénérien
peut être inoculé pendant qu'il fait son temps ; on m'objectera
encore les observations qui prouvent que certains sujets ont
pu voir naître, se développer et disparaître leur diathèse en
un temps assez court pour pouvoir jouir encore après, des
plaisirs qui exposent à l'inoculation syphilitique. Mais voici
alors d'autres difficultés qui s'offrent à la statistique et qui
viennent des statisticiens eux-mêmes, des *unicistes.*

Première, difficulté : l'intervention presque immanquable de
la thérapeutique pendant le cours de l'affection syphilitique
pouvant effacer en totalité l'accident secondaire, l'empêcher
de se produire, si, durant ce cours, une nouvelle inoculation
a lieu, et si après elle, un accident consécutif survient, cet
accident sera *tertiaire quoique arrivant le second.* Il pourra
être considéré alors non comme un effet du dernier chancre, mais comme le résultat de la première inoculation par
ceux qui admettent l'*unicité* de la diathèse. Autre difficulté :

si la nouvelle inoculation a eu lieu après la disparition de tout accident syphilitique, et après que l'individu tertiaire est considéré comme ayant fait son temps, les *unicistes* pourraient encore mettre sur le compte de la première inocu·lation l'accident consécutif, lequel sera considéré alors comme une récidive, comme une manifestation, après coup, de la diathèse qui avait sommeillé pendant une certaine période de la vie, et dont le réveil serait marqué par un nouvel accident. La fréquence des récidives de la vérole donne une certaine force à cette objection. — Somme toute : les conditions d'une bonne statistique, appliquée aux faits de syphilis constitutionnelle étant très difficiles à remplir, on comprend l'absence d'une statistique bien faite, qui pourrait établir l'*unicité* de la diathèse en question. D'ailleurs, mon cher élève, si vous étiez de taille à pouvoir dominer tout votre tableau nosologique, il vous serait peut-être possible, en regardant à toutes les diathèses, de découvrir que ce que j'ai dit de la diathèse syphilitique, peut être appliqué à toutes les autres. Ainsi, la diathèse cancéreuse, tuberculeuse, peuvent avoir en leur possession toute une existence humaine. On n'est jamais deux fois cancéreux, deux fois tuberculeux, on ne l'est qu'une bonne fois dans sa vie, puisqu'on l'est pour toujours. Mais il peut arriver au cancer, au tubercule de sommeiller pendant un certain temps. Les optimistes prennent ce sommeil pour une guérison, les charlatans pour un succès de leur drogue. Quand arrive encore un cancer, des tubercules, on dit que c'est une nouvelle maladie, un autre cancer, ou d'autres tubercules. Non, vous répondra-t-on, cette prétendue nouvelle maladie n'est autre que le réveil du précédent cancer ou du vieux tubercule! Les caractères extérieurs avaient pu disparaître, mais le principe morbide, la diathèse persistaient. Si donc vous aviez à établir l'*unicité* du cancer, du tubercule, vous rencontreriez les mêmes difficultés qui se présentent ici pour la syphilis.

Ainsi si vous croyez à l'*unicité* de la syphilis, vous aurez à vous expliquer comment vous y croyez.

Vous avez dû être choqué quand j'ai dit tantôt que l'accident tertiaire peut arriver le second. C'est ainsi cependant que le veut la terminologie à laquelle on est arrivé à force de vouloir être exact, immuable, mathématique. Le langage arithmétique appliqué à la désignation des faits de l'ordre pathologique, devait amener les hommes les plus sensés à dire qu'après *un* vient *trois*. Je ne sais pas précisément si ce résultat singulier est de nature à compromettre fort l'arithmétique, mais il devrait faire réfléchir ceux qui se piquent d'exactitude, de logique.

Après avoir dit que *trois* pouvait arriver immédiatement après *un*, on peut très bien tolérer que *deux* suive immédiatement *trois*, car la syphilide est quelquefois arrivée après l'exostose. Or, comme la syphilide porte le n° 2, et l'exostose le n° 3, puisque la première est un accident secondaire et que l'autre est tertiaire, cette interversion étrange dans l'ordre arithmétique prouve encore une fois les dangers de transporter dans une science le langage d'une science tout à fait opposée. Chaque science a sa philosophie et la langue qui lui est faite par cette philosophie. Il faut savoir que les faits pathologiques ne peuvent supporter la philosophie des sciences mathématiques. Si vous voulez absolument les y soumettre, vous n'aboutirez pas ou vous ne prouverez l'évidence, c'est-à-dire que deux et deux font quatre : ensuite, si vous vous hasardez de vous servir de la langue de cette philosophie, il vous arrivera ce qui vous est déjà arrivé, c'est-à-dire de placer *trois* immédiatement après *un*, et *deux* après *trois!*

Il est vrai qu'on se défendra de cette dernière interversion : on dira que quand vous avez observé un accident secondaire, une syphilide, après un accident tertiaire, c'est que le porteur de l'exostose avait gagné un nouveau chancre, lequel était le point de départ d'une autre série d'accidens d'une nouvelle vérole, dont la syphilide est, en réalité, la seconde période. Ce qu'il y a de remarquable, c'est que les syphiliographes qui vous feront cette objection prouvant qu'on peut avoir deux véroles constitutionnelles, vous les trouverez, savez-vous où ? parmi ceux qui se seront efforcés de prouver qu'on ne peut avoir la vérole constitutionnelle qu'une fois dans sa vie!

Je vous ai tracé le tableau de cette longue série d'accidens produits par la diathèse syphilitique. S''il n'est pas toujours vrai de dire qu'elle nécessite toute une existence humaine pour s'établir et disparaître, il faut au moins reconnaître que c'est là une diathèse éminemment chronique. Je vous ai seulement laissé entrevoir les ennuis du *tertiaire* sans vous montrer les dangers qu'il court comme individu, et l'existence qu'il prépare à ses descendans. C'est cependant un tertiaire que M. Diday veut créer. Voyons le procédé, examinons ses chances. M. Diday considérant, d'après M. Ricord, le porteur d'une affection osseuse comme type du tertiaire, veut qu'on fasse quelques scarifications à la peau qui recouvre la tumeur osseuse ou même fibreuse, afin d'obtenir un peu de sang qui imprègne une lancette dont la pointe passe sous l'épiderme d'un autre individu, d'après le procédé ordinaire de vaccination.

Ce n'est donc pas une humeur puisée dans un foyer morbide, humeur qui peut servir de véhicule à un virus, ce n'est pas un pareil produit morbide qui est inoculé, ce sont quelques globules de sang. On demandera pourquoi ces globules sont empruntés à la peau qui recouvre l'exostose ou périostose plutôt qu'ailleurs, car cette portion du tégument est absolument comme ailleurs; il n'y a rien, absolument rien dans la circulation, dans la composition des vaisseaux et du liquide qui les parcourt qui puisse justifier cette préférence. Le sang du tertiaire quelque part qu'il ait été versé, a été trouvé jusqu'à ce jour parfaitement innocent, il s'est même montré très favorable à la réparation des plaies accidentellement ou chirurgicalement produites. On n'a jamais parlé des dangers d'une plaie produite par un instrument imprégné du sang d'un tertiaire. Rien de plus rapide que la guérison des blessures pendant l'existence de la vérole constitutionnelle, rien de plus fréquent aussi que les réunions immédiates chez les sujets qu'on opère pour une exostose, pour une nécrose, pour une carie syphilitiques.

Je me rappellerai toujours les espèces de remords qui s'emparèrent de moi, après avoir amputé un doigt à une femme en pleine vérole constitutionnelle. Je crus qu'au-dessous des bandelettes que j'avais fait servir à la réunion, j'allais trouver une véribonne ulcération syphilitique. Je découvris, au contraire, et à ma grande joie, une réunion complètement immédiate. La plaie ne s'était pas même enflammée. Il y a de cela plus de douze ans; c'était pendant un intérim que je fis à l'hôpital du Midi, alors ouvert aux deux sexes. Depuis, j'ai extirpé une exostose du maxillaire supérieur, j'ai opéré aussi sur cet os, pour compléter l'élimination d'un séquestre qui entretenait une suppuration épuisante; eh bien! dans ces deux cas, j'ai pu constater une réunion immédiate des tégumens de la face et une réparation extrêmement prompte de la plaie osseuse. J'ai observé le même résultat à la suite d'une résection de l'extrémité inférieure du péroné chez un tertiaire extrêmement ancien, qui portait, entres autres lésions, une exostose de cette partie de l'os de la jambe. De sorte que, dans tous ces cas, la plaie de la peau revêtant des tumeurs osseuses vénériennes, la plaie des tissus entre le tégument et les tumeurs, tout ce traumatisme s'est fait remarquer par une tendance extraordinaire à la réparation M. Ricord n'a pas manqué de signaler cette innocuité du sang tertiaire; il a été plus d'une fois à même de le prouver cliniquement. Je crois que c'est là une des variétés les mieux constatées en syphiliographie.

Ainsi donc le sang du tertiaire n'étant pas contaminé, ou du moins ne produisant aucun effet qui indique une propriété contagieuse, transmissible, son introduction dans nos tissus doit être sans effet.

M. Diday, invoquant l'analogie, compare le sang du sujet qui le fournit au sang de la mère vénérienne enceinte, et met à la place du fœtus l'individu inoculé. D'abord cette mère n'est pas à l'état tertiaire, c'est une mère à l'état primitif ou secondaire; car si c'était une mère tertiaire, elle ne mettrait pas au jour un syphilitique, mais un scrofuleux. C'est là, du moins, ce qui est enseigné par M. Ricord, dont M. Diday s'honore, avec raison, d'être l'élève. Or, comme l'a remarqué M. de Castelneau, je ne sais ce qu'on gagnerait à se faire scrofuleux dans la crainte d'être un jour syphilitique.

Maintenant, il y aurait à discuter l'analogie qu'il peut y avoir entre un sujet qui reçoit d'une lancette, et en une seule fois, quelques globules de sang, et le fœtus qui, pendant neuf mois, est en rapport (que dis-je, en rapport?) qui ne fait qu'un avec une mère syphilitique. Mais de pareilles analogies ne se discutent pas; on les signale et elles passent immédiatement à l'état de chimère.

Dans ma prochaine, je continuerai l'examen de ce que M. Diday appelle la *vaccination préservatrice de la syphilis*. Mais, pour pouvoir profiter de mes épîtres, par curiosité et surtout par justice pour l'auteur, lisez ses deux articles. Je vous ai indiqué leur source. Vous verrez là tout ce qu'on peut écrire en deux articles avec un talent modéré et un esprit immodérément fantaisiste.

LETTRE QUATRIÈME.

Je continue l'examen de l'inoculation de la syphilis comme préservatif de la syphilis. Dans ma précédente épître, je conteste la solidité de *la base fondamentale* des recherches de M. Diday. Vous savez déjà que l'auteur appelle ainsi l'*unicité* de la vérole, c'est-à-dire l'impossibilité de deux syphilis constitutionnelles pendant une existence humaine. Il est vrai que, plus tard, M Diday comprend *cette base fondamentale* parmi les *idées* et les conclusions qui peuvent être *contestées*, et il fait la même concession relativement au rôle que le sang inoculé joue dans l'économie, rôle comparé à celui du sang qui va de la mère au fœtus (1). Ainsi, je n'ai contesté que ce que M. Diday donne comme contestable. Je n'ai donc pas été impitoyable à l'égard de cet honorable confrère, comme on a bien voulu le dire.

Mais voici venir l'expérimentation sur l'homme avec son caractère d'immutabilité que vous savez. M. Diday énumère les résultats de ses expériences qui sont au nombre de seize. Seize c'est bien peu. Ici, mon cher élève, rendez justice à la franchise de M. Diday et à son véritable désintéressement.

---

(1) Voyez *Gazette médicale,* 29 septembre 1849, pages 751 et 754.

Vous l'avez vu tantôt inventer une *base fondamentale* qu'il déclare ensuite pouvoir être contestée. Le voici maintenant en
train de défaire une statistique qui lui a coûté un temps très long
et très précieux, et à laquelle il devait sans doute tenir beaucoup. Je vais citer les termes mêmes de ce rare désistement.

« Il est positif, dit M. Diday, que le petit nombre de ces
faits (seize) doit rendre extrêmement réservé sur les conclusions doctrinales à en déduire ; car il peut très bien se faire
que mes quinze malades aient dû au hasard seul d'avoir
échappé à la syphilis constitutionnelle (1). » Ainsi, on annonce
une découverte qui éclipserait celle de Jenner, qui donnerait
des *droits à l'immortalité* (2) qui changerait la constitution
humaine (et disons le mot puisqu'il a été dit) qui serait *sociale ;*
vous allez à la *base fondamentale*, et l'auteur nous avoue
qu'elle est contestable; vous courez à la statistique, et l'auteur déclare, avec une noble franchise, qu'elle pourrait bien
n'avoir aucune valeur !

Tout cela est fort louable, et part d'un excellent naturel,
d'une morale qui n'est pas assez pratiquée par les inventeurs.
Je n'ai qu'un reproche à adresser à M. Diday : c'est de ne pas
avoir fait tout d'abord ces deux petits aveux. Si, immédiatement après avoir écrit ce beau titre : Procédé de vaccination
préservatrice de la syphilis constitutionnelle, l'auteur eût
ajouté : je vous avertis que cette prophylaxie a une base *contestable*, et s'appuie sur une statistique *insuffisante*, tout était
fini pour moi, et je pouvais me soustraire à une prose supportée
par une vingtaine de colonnes les plus serrées, les plus com-

---

(1) *Gazette médicale*, 6 octobre, page 773.
(2) *Loc. cit.*

pactes de la presse médicale; et vous, probablement, cher lec-
teur, vous n'auriez pas eu à subir ces deux dernières épîtres.
Mais sachez encore braver quelques lignes d'ennui. Je vais prouver que M. Diday est plus en droit qu'il ne pense de se méfier de
sa statistique. Comme lui, je crois qu'elle pèche par la quan-
tité : évidemment, seize faits ne peuvent pas constituer une
statistique ayant la prétention de fonder une prophylaxie
quelconque. De plus, je puis avancer que cette statistique pèche aussi par la qualité. Ainsi l'inventeur a vacciné, comme
je vous l'ai fait connaître dans ma précédente lettre, des sujets
qui avaient des chancres, afin de les mettre à l'abri des accidens consécutifs. Or, il me semble que pour donner un caractère sérieux à cette statistique, il y avait d'abord à choisir les
ulcérations, et il était logique d'opérer principalement sur les
malades porteurs de chancres qui produisent le plus sûrement,
le plus promptement la vérole constitutionnelle; le chancre
induré, puisqu'il faut l'appeler par son nom, devait avoir la
préférence. Eh bien! mon cher élève, savez-vous combien il
se trouve de ces chancres dans la statistique de M. Diday? un
seul! Et ce seul et unique chancre induré doit à un pur hasard d'avoir figuré dans la statistique! Ecoutez ceci : « Sur
seize inoculés, dit M. Diday, quinze ont été exempts jusqu'ici
de tout symptôme de syphilis constitutionnelle. Quant à celui
qui a été atteint, ses chancres étaient indurés au moment de
l'inoculation..... Aussi ne l'inoculai-je que par mégarde! » (1)
Or, si vous vous rappelez qu'il existe ou qu'il a existé toute
une école qui prétend que le seul chancre induré peut donner lieu à des symptômes constitutionnels, ou bien que

---

(1) *Gazette médicale* loc. cit.)

c'est le seul qui produise, à coup sûr, ces effets ; si vous avez entendu quelquefois M. Diday s'honorer de sortir de cette école, vous tomberez dans un de ces étonnemens dont on ne revient pas avec facilité, surtout à votre âge. Chose bien plus étonnante : pour établir que l'introduction de ce chancre induré dans la série à expérimenter, a été un effet du hasard, M. Diday prend des témoins qu'il cite ! D'abord, un confrère aussi honorable ne doit avoir, dans aucun cas, besoin de recourir au témoignage d'autrui, car personne ne récusera celui de sa conscience, et dans l'espèce moins que jamais.

Cependant, voilà un médecin qui prétend avoir trouvé un moyen d'éviter le développement de certains accidens produits par une espèce d'ulcération ; il se livre à des essais de ce moyen ; sur seize porteurs de ces ulcérations, un seul possède la variété réellement féconde en accidens à éviter, la seule même, selon une école, qui puisse les faire naître, et il se trouve que c'est ce seul malade qui est pris de ce même accident ! Et l'expérimentateur, le statisticien de déclarer que c'est par mégarde qu'il a expérimenté sur ce malade ! Que penseriez-vous, mon cher ami, d'un médecin qui, ayant la prétention de nous soustraire aux accidens mortels du choléra, dresserait une statistique de seize malades, dont un seul aurait la forme asiatique, lequel seul serait suivi de mort, et si ce même médecin vous disait ensuite : *c'est bien par hasard que ce choléra vraiment grave, que ce choléra asiatique s'est trouvé soumis à mon moyen ?*

Je répète que, pour rendre la statistique en question sérieuse, il eût fallu choisir des chancres le plus promptement suivis d'accidens. Or, ces chancres sont encore parmi ceux qu'on appelle indurés. En prenant en dehors de cette catégorie, on dresse encore une statistique dont le résultat pratique doit longtemps être contesté. Ainsi, la moyenne du temps qui s'est écoulé depuis l'inoculation des malades que M. Diday veut avoir préservés de la vérole constitutionnelle, est de huit mois vingt-huit jours, ce qui est un temps trop court, puisqu'il est prouvé que les accidens syphilitiques, surtout à la suite des chancres non indurés, que ces accidens éclatent quelquefois fort tard, deux ans, trois ans, cinq ans, dix ans, quelquefois trente ans après l'inoculation.

Vous savez que les plus graves objections qu'on adressait aux médecins physiologistes portaient sur le peu d'ancienneté des cures qu'ils annonçaient comme étant dues au traitement qu'ils appelaient *simple*. On les embarrassait beaucoup en leur disant : Mais vos guérisons sont trop récentes pour être considérées comme définitives, radicales ; attendez encore un an, et vous verrez surgir les accidens que vous n'avez pas voulu conjurer par le mercure. Et néanmoins, il s'agissait souvent de malades traités depuis plusieurs années.

Les mêmes objections m'ont été adressées plus d'une fois, (à la vérité par voie indirecte). Ainsi, j'ai la conviction qu'un traitement mercuriel (*bien dirigé, non interrompu*) de l'accident primitif, met à l'abri de la vérole constitutionnelle. Ma pratique est basée sur ce principe, et je l'ai suivie à Lourcine, à l'hôpital du Midi depuis plus de dix ans. Eh bien ! après dix ans, on continue de me dire (toujours par voie indirecte) : attendez ; vous verrez tôt ou tard revenir vos malades. Vous avez cru les mettre à l'abri de la vérole, ne chantez pas victoire, ils vous offriront un peu plus tard peut-être de magnifiques cas de syphilide, d'exostose, etc. Je n'ai pas à répliquer ici à mes opposans, je le ferai, soyez-en certain, en temps et lieu. Je dirai seulement, dès aujourd'hui, que leur objection perd tous les jours de sa force, mais elle était sérieuse, car elle s'appuyait sur un grand fait: le long séjour du virus syphilitique dans l'économie. Sa durée peut être, en effet, telle, que les preuves par observation assez complètes, assez authentiques pour établir la prophylaxie de la syphilis, que ces preuves sont encore à faire, si on veut un jour mettre quelque chose de réellement scientifique et de réellement pratique au-dessous d'un titre comme celui qui a été choisi par M. Diday.

Toujours préoccupé des objections à venir, cet honorable confrère se demande avec raison si les résultats de ses inoculations ne ressembleraient pas aux résultats que fournit la nature abandonnée à elle-même; si, par exemple, elle ne guérirait pas radicalement quinze sur seize individus ayant eu des chancres. L'auteur s'est adressé à quelques confrères syphiliographes ou traitant des syphilitiques en France, excepté cependant à M. Ricord, et leur a demandé combien, sur vingt chancres non traités, il pouvait y en avoir qui seraient suivis d'accidens syphilitiques constitutionnels. Or, parmi ces confrères, qui la plupart *traitent l'accident primitif et ne l'abandonnent pas à la nature médicatrice,* parmi ces confrères, les uns ont répondu *sans indiquer le chiffre,* les autres *par appréciation approximative.* Je le crois bien. Il me semble qu'ici il ne fallait s'adresser qu'aux praticiens qui ne traitent pas l'accident primitif, et surtout à M. Ricord. Il valait beaucoup mieux encore s'adresser à des statistiques toutes faites, aux chiffres des médecins physiologistes. Ceux-là ne traitaient pas l'accident primitif, car leur traitement *simple* était au fond la négation de toute thérapeutique spéciale. Eh bien ! si M. Diday avait eu recours à ces statistiques, à ces chiffres, en choisissant bien, en prenant l'auteur le plus recommandable parmi les Broussaisiens, il pouvait lui arriver de tomber sur un résultat bien étonnant. Il aurait trouvé que, sans traitement, sans inoculation prophylactique, on peut n'avoir qu'un seizième de malades affectés d'accidens consécutifs!! C'est M. Desruelles qui a dressé cette statistique, qui a trouvé cette proportion, qui a donc joué ce mauvais tour à M. Diday, il y a déjà pas mal d'années de cela.

Ainsi, si on inocule par l'invention Diday, on a un accident sur seize inoculés; si on ne fait rien du tout, on a un accident sur seize malades! Avouez que cette coïncidence de chiffres, qui n'est peut-être pas tout à fait fortuite, a quelque chose de piquant.

Je vous ai recommandé de lire les deux articles de M. Diday, vous en avez le temps. Vous comprendrez, après lecture entière, le caractère de ma critique, que je vais arrêter ici.

J'ai cru que ma position à l'hôpital du Midi, que mes méditations sur la méthode expérimentale en médecine, me donnaient le droit de dire ce que je croyais être la vérité sur les *incertitudes,* les *difficultés* et l'*insuffisance* des inoculations syphilitiques. J'ai usé de ce droit à ma manière. J'ai laissé de côté une foule de questions, parce qu'elles me paraissaient d'une difficulté extrême à traiter, parce qu'elles m'entraîneraient trop loin parce que quelques-unes auraient donné à ma plume une apparence aggressive, et parce que je ne veux, en aucun cas, être un professeur de morale. Dans mon opinion, d'ailleurs, les inoculateurs sont dans leur droit. Cependant il est quelques-unes de ces questions qui pourraient encore être soulevées par d'autres, et que la position que j'ai prise m'obligerait de toucher malgré moi. Alors comme alors.

FIN.